Pit Golle

Orthopädische Laienberichte

Von einem, der auszog, sich operieren zu lassen

Pit Golle

Orthopädische Laienberichte

Von einem, der auszog, sich operieren zu lassen

Rediroma-Verlag

Die vorliegenden vier Berichte aus der Welt des medizinischen Reparaturbetriebes entstanden aus gegebenem Anlass. Sie illustrieren die Distanz zwischen medizinischem Personal und den für den reibungslosen Betrieb zwingend erforderlichen Laiendarstellern. Wobei nie die Einzelpersonen gemeint sind, sondern das System, in dem sie handeln. Trotz dieses systematischen Rahmens gelingt es manchen Beteiligten erfreulicherweise, sich den Anziehungskräften des Systems zu widersetzen. Das macht die ganze Chose für die Laiendarsteller humorvoll ertragbar.

Mein Dank gilt dem tapfer durchgestandenen Lektorat meiner Frau Karen, die allen Widerständen des sturköpfigen Autors zum Trotz ihm ihre Anmerkungen präsentierte. Mit durchschlagendem Erfolg.

Ebersberg, im Februar 2024

Inhalt

Achilleus in Zeiten der Pandemie

So, die OP ist vorbei. Was ist dabei rausgekommen? -Nun, das lässt sich nicht in drei Worte fassen.

Deshalb: Weiterlesen.

Ich fang mal von vorne an.

Nein, keine Angst, nicht 1963, dem Jahr, in dem meine Plattfüße diagnostiziert wurden, die ja als Ursache meines Fersenleidens gelten. Ich denke, wenn mein Bericht im November 2021 aufsetzt, bietet er trotz des übersichtlichen Zeitraumes ausreichend Stoff, damit ich gar nicht auf die Idee verfalle, ihn per Ein-Finger-System über WhatsApp/Signal zu erstellen*). Er gesellt sich gern zu den medizinischen Erfahrungen, wie man sie auf pit-golle.de hören kann.

Um die Spannung vorwegzunehmen: mir geht es gut, abgesehen von den diversen Herausforderungen an meine Geduldsfäden. Die dürfen genauso wenig reißen wie meine Achillessehne.

Anfang November im Jahr zwei des Covid19-Virus beschließen der Orthopäde meines Vertrauens**) und ich, dass wir nach dem zwei Jahre langen,

---

*) Früher bekannt unter dem Namen „Gaddhafi-System“: Jede Minute musste mit einem Anschlag gerechnet werden.

**) und des Vertrauens meiner sporterprobten Frau Karen

konservativen Prozess jetzt kurzen machen und er zum Messer greift. Aus Gründen der Diskretion nenne ich ihn hier kurz „Doc“. Das ist a) leichter zu schreiben, weil kein H wie in „Orthopäde“ irgendwo im Wort auftaucht, das keinen phonetischen Sinn ergibt. Und b) „mein Doc“ macht sich etwas menschlicher als die reine Berufs- und Funktionsbezeichnung.

Mein Doc also nennt mir als OP-Termin den 26. November. Alles Weitere teilt mir dann seine Helferin telefonisch mit, ich soll sie bei Gelegenheit anrufen.

Die Gelegenheit ergibt sich wenige Tage nach dem Gespräch mit ihrem Chef und die Konversation gestaltet sich wie folgt:

Arzthelferin: So, Herr Golle. Es geht um Ihre OP. Für Sie gibt es einen online-Termin für das Anästhesiegespräch am Montag, dem 22.11. um 9 Uhr. Dann müssen Sie einen Covid-19-Test durchführen lassen, dafür seien Sie bitte um 14 Uhr am Dienstag, dem 23.11., in Gräfelfing. Für die OP brauchen Sie ein EKG und ein OP-Labor, am besten auch am 22.11. Beides können Sie bei Ihrem Hausarzt machen lassen. Und dann seien Sie bitte am 26.11. um

11:30 Uhr in der Klinik. [Ende der Durchsage – sie benötigt dafür wenig mehr als 30 sec.]

Ich: [hole erstmal für sie Luft] In welcher Klinik?

Ach so, das wissen Sie nicht? Hat man Ihnen das nicht gesagt?

[denkend] Klaro, hat man. Aber ich necke nun mal gern Menschen, indem ich mit überflüssigen Fragen ihren Arbeitsalltag würze. [laut] Nein.

Das ist die Wolfart-Klinik in Gräfelfing.

Wolfart schreibt man wie?

W – o – l und dann wie die Fahrt. *[Falsch: schreibt man ohne H, egal wo.]* Aber das steht doch alles in Ihrer OP-Mappe.

OP-Mappe? Hab' ich nicht.

Doch! Die müssen Sie haben. Schau'n Sie mal nach.

[denkend] Ich bin ja 'n büschen tüddelich, aber sonne Mappe? Davon wüsste ich. Doch wenn sie das weiß, reicht es ja. [Laut] Schicken Sie mir doch bitte die Unterlagen noch mal zu.

Mach ich. Das war's schon. Wiederhören.

Die Mappe ist am nächsten Tag im Briefkasten. Ist alles drin, also Werbebroschüre der Klinik, ein Fragebogen für das OP-vorbereitende Anästhesiegespräch, eine Checkliste incl. Preisen für den Aufenthalt, die, wie sich später vor Ort herausstellt, nicht mehr aktuell sind; was fehlt, sind meine Termine, die vom Telefonat am Vortag. An die erinnere ich mich in meiner Not und notiere sie auf dem Umschlag.

Auf der Checklist der Praxis ist die Rede von einem Covid 19 Abstrich. PCR? Schnelltest? Abstrich ist immer. Ich rufe an. Die Arzthelferin vom Vortag ist dran, das passt. Da vertue ich wenigstens keine Sekunde mit Geplänkel:

Hier steht: Covid 19 Abstrich. Welcher Test soll mit dem Abstrich durchgeführt werden?

PCR. Natürlich. Und der darf nicht älter als 48 Stunden sein.

Welche Software wird für das Anästhesiegespräch verwendet? RedConnect? Zoom?Skype?

Das weiß ich nicht, das müssen Sie in der Klinik fragen.

OK, danke. Wiederhören.

Muss ich den Test wirklich in Gräfelfing durchführen lassen? Muss ich also tatsächlich 65 km hin und 65 km zurück fahren für einen Corona-Test? Noch mal in der Praxis angerufen, dieses Mal geht eine andere Arzthelferin ans Telefon, eine, die mich persönlich seit Jahren kennt. „Nein, den PCR-Test können Sie irgendwo machen lassen. Gehen Sie ruhig in das Testzentrum in Ebersberg.“ Na also, schon wieder Sprit und Zeit gespart.

Gesagt, getan: Testzentrum angerufen, Termin vereinbart für Mittwoch, den 24.11., 14 Uhr, damit das mit den 48 Stunden Gültigkeit bis zu OP hinhaut.

Hausarzt angerufen, Termin für EKG usw. ist nur 5 Tage früher möglich als verlangt, aber das ist egal.

Am Tag des Anästhesiegespräches bekomme ich eine Mail mit einem Link zum Vorab-Test und einem für den Ernstfall. Ich teste, Test klappt, ist also positiv, was in diesem Fall wünschenswert ist. Der Link für den Ernstfall funktioniert zum vereinbarten Termin ebenso, jedenfalls auf meiner Seite. Meine Gesprächspartnerin kann mich allerdings nicht sehen. Daran ändern auch ihre diversen Versuche nichts, sie will schon auf Telefon umsteigen, aber da sie mich hört und ich sie auch, führen wir die Konversation halb-visuell durch und sind es beide zufrieden.

Anschließend möchte ich meinen PCR-Test-Termin im Testzentrum telefonisch bestätigen lassen, schließlich werde ich ohne negatives Testergebnis nicht operiert, da muss der Termin schon sicher sein. „Nein, bestätigen können wir hier nicht.“ Dann möchte ich eben einen neuen Termin für den Mittwoch. „Ja, kommen Sie um 13:15 Uhr vorbei.“ Prima. Sogar etwas früher als der alte und noch innerhalb der 48-Stunden-Frist vor der OP.

Am Mittwoch fahre ich zum Testzentrum runter ins Dorf, stelle das Auto ab und bin mit einem weiteren Testentschlossenen der einzige vor der geschlossenen Tür, weil Mittagspause. Es ist erst 12:45 Uhr. Um 13 Uhr öffnet sich die Tür und ich werde als erster reingelassen, weil mein Co-Tester keinen Termin vereinbart hatte. Wie auch viele der inzwischen Wartenden nach mir. Sie „dürfen dann“ nach Hause gehen.

Voller Zuversicht betrete ich den Admin-Teil des Testzentrums. Eine einzelne Person wuselt zwischen den vier (unbesetzten) Arbeitsplätzen hin und her, sucht, telefoniert, klagt, sie sei ja allein hier, entschuldigt sich bei mir, aber sie sei ja allein hier und fragt nach meinem Termin. Ich nenne Namen und Begehr und sie bittet mich zu einem der unbesetzten Schalter.

Ich brauche den Test für eine OP am Freitagmittag.

Haben Sie dafür einen Beweis?

??

Ja, dass bei Ihnen eine OP durchgeführt wird?

?? Hmm. Einen Beweis [Beklagter denkt nach, was er selber als Beweis anerkennen würde. Klaro: Überweisungs- bzw. Einweisungsschein. Hat er nicht, er ist privat versichert]. Nein, habe ich nicht.

Dann müssen Sie den Test selber zahlen.

Egal, wenn das alles ist. Ich brauche das Ergebnis rechtzeitig bis zum Freitag. Kostet?

60 Euro. Das Ergebnis können Sie online abrufen, steht alles hier genau beschrieben. Dauert zwischen 24 und 48 Stunden.

Ich habe mein Portemonnaie nicht dabei.

Sie können mit Karte zahlen.

Ich habe mein Portemonnaie nicht dabei. Muss ich holen [denkend: Portemonnaie ist ein altes Wort, gut, dass sie die Schreibweise nicht gehört hat, wer weiß, was sie sich unter einem Portmonee vorstellt, vielleicht ein tragbares Gemälde aus der Zeit der französischen Impressionisten].

OK. Gehen Sie bitte hier durch die Tür.

Mach ich und verlasse das Gebäude, um 5 Meter weiter einen Container zu betreten.

Guten Tag, geben Sie mir bitte Ihr Röhrchen!

Bitte? Ach so, ne, ich habe keins. Ich muss nur mein Portemonnaie holen.

Ja, dann bitte hier rausgehen.

Ich hol mein Portemonnaie, also den Geldbeutel, aus dem Auto, gehe selbstbewusst an der inzwischen langen Schlange der Test-Wartenden vorbei – „ich musste nur mein Geld holen" – und darf wieder in den Admin-Teil des Zentrums, bezahle mit Karte, bekomme mein Röhrchen, lass mich abstreichen und fahre nach Hause. - Das war am Mittwoch.

Am Donnerstag setze ich mich um halb zwei an meinen guten alten Laptop und forsche vorschriftsgemäß nach dem Ergebnis. „Es liegt kein Ergebnis vor. Versuchen Sie es später noch einmal." Mach ich alle 30 Minuten. Das Ergebnis ist immer dasselbe, nämlich keines. Ich bleibe dran, Warteschleifen verwende ich als Geduldsfadentraining immer wieder gerne. Gegen Mitternacht, also 12 Stunden vor dem OP-Termin, gebe ich – vorläufig – auf.

Am Freitag setze ich mein Training um 7 Uhr fort. Karen entdeckt auf einem der Papiere aus dem Testzentrum, dass mein Test in Hof ausgewertet wird. Sie findet einen Telefonnummer raus und ruft an. Eine hilfsbereite Hotlinerin kann auch nur bestätigen, dass das Ergebnis noch nicht vorliegt. Sie versorgt Karen aber mit einem Link, damit auch sie forschen kann, ob ich negativ bin und notfalls das Ergebnis in der Klinik vorlegen kann, wenn sie mich dort absetzt. Die OP ist für 11:30 Uhr geplant.

Gegen 9 Uhr fährt Karen mich nach Gräfelfing, leiht mir ihr SIM-Karten-bewehrtes Tablet und fährt zurück nach Ebersberg zum Yoga.

Am Empfang der Wolfart-Klinik empfängt man mich, wie es sich für einen Empfang gehört. Samt dazugehörigem Stapel Formulare – „Sie können im Warteraum schon mal anfangen." Das mach ich, meine Unterschrift geht mir mit jedem Formblatt lockerer von der Hand, bis ich sie selber kaum noch identifizieren kann. – Man ruft mich in ein kleines Büro, nimmt meine Papiere entgegen, beklagt, dass die unvollständig sind und reicht mir die fehlenden Blätter mit der Bitte, sie nach Lektüre abzuzeichnen. Dann folgt, was folgen muss: Die Frage nach dem PCR-Testergebnis. Auf meine Fehlanzeige hin folgt ebenfalls, was folgen muss: „Dann können Sie nicht operiert werden. Aber – welch ein Trost – Sie können es ja mit dem Ergebnis noch weiter versuchen, da draußen im Vorraum." Mach ich.

Um 13 Uhr wird mir gemeldet, dass mein Doc jetzt nach Hause fährt und ich das dann auch tun kann.

Der Empfang erklärt mir den Weg zum S-Bahnhof und ich ziehe los, Rucksack, Aircast und Stützen weisen mich als Klinik-Abgewiesenen aus.

Der Bahnhof ist nicht zu übersehen, ich stülpe meine FFP2-Maske über und lese Fahrplan und Ticket-Automaten. Der Plan sagt: Gräfelfing liegt auf der S-Bahn-Strecke, auf der ich ohne Umsteigen bis Ebersberg komme. Das ist wahrer Luxus. Naja, ich bin ja auch privat versichert.

Am Automaten ist Schluss mit Luxus. Das Ticket kostet € 8,70 – das ist für Münchener Verhältnisse ein Schnäppchen. Aber auch Schnäppchen muss man bezahlen. Der Automat akzeptiert Banknoten. Habe ich. Also eine. Da steht € 50 drauf. Nicht einmal der Format passt in den Einzugsschlitz. Außerdem mag der heute sowieso nur 5-Euro-Scheine. Ich frage ein paar Menschen auf dem Bahnsteig, ob sie meinen 50-er wechseln können. Sowas kann heute niemand mehr, jede*r bezahlt elektronisch. Ein junger Mann fragt, was denn das Ticket kostet und bietet mir zwei Euro an. Die überlässt er mir auch so. Guck an, sowas gibt es dann auch! Ich lehne aber dankend ab. Seine Freundin meint, ich könne auch mit Karte zahlen. Ja, gewiss, wenn ich eine bei mir hätte, würde ich das sicher tun. Doch vor Antritt meiner heutigen Reise habe ich alle Karten aus meinem Portemonnaie entfernt, getreu Karens Rat, ins Krankenhaus nichts dergleichen mitzunehmen, auch, weil ich es dort sowieso nicht verwenden kann. Ich frage die hilfsbereite junge Frau noch nach einem Geschäft in der Nähe, wo ich meinen großen Lappen durch Erwerb von etwas, das ich nicht brauche, zerkleinern kann. Gleich um die Ecke gibt es Geschäfte aller Art und in großer Zahl und ich stapfe los. Finde – tatsächlich gleich um die Ecke – eine Bäckerei, die mir sogar etwas Essbares, somit wider Erwarten Brauchbares verkauft und mir das Wechselgeld MVV-Automatenkompatibel rüberreicht. Endlich Frühstück.

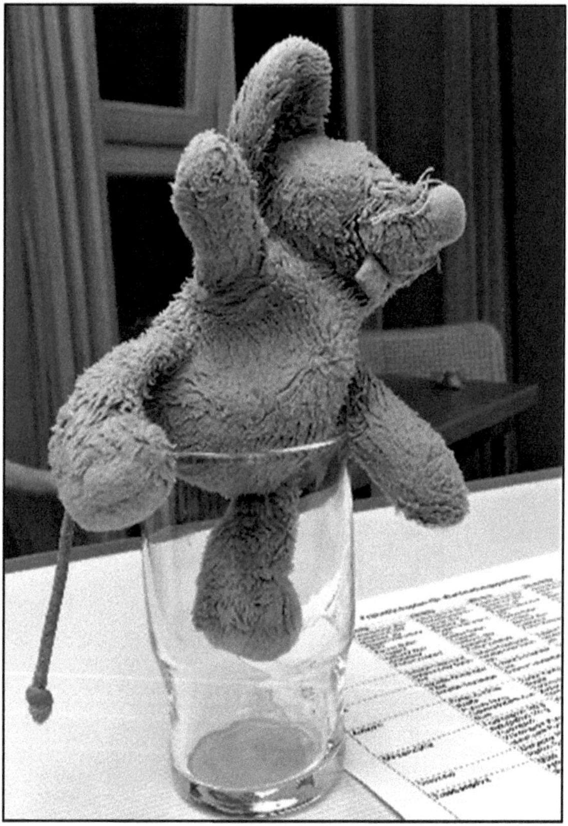

Mouse ist mein Maskottchen. Sie hat immer gute Laune und zieht mich an den Haaren aus jedem Sumpf.

Der Rest dieses Tages ist schnell erzählt. Ich fahre mit der S-Bahn nach Hause, bin ja nicht mehr quarantäne-pflichtig und erlebe am späten Nachmittag sogar noch das Lichterfest im Waldhort. Das ist ein echter Trost. Am Abend nehme ich mein negatives Testergebnis mit Zeitstempel 15:30 Uhr entgegen.

OP, die Zweite: Der nächste Termin wird 14 Tage später angesetzt, same time, same station.

Den PCR-Test lasse ich in Gräfelfing durchführen. Denn dort weiß man um meine OP, ich bin sozusagen schon eingecheckt, das ist Beweis genug. Außerdem wird dort bereits drei Tage vor dem Termin abgestrichen. Denn der Test darf nicht älter als 72 Stunden sein und nicht frischer als 48. Aha! Und bezahlen muss ich den Test nicht, denn er steht im Zusammenhang mit der OP. Und hier wird auch garantiert, dass das Ergebnis – wegen des bewiesenen OP-Termins – rechtzeitig vorliegt. Also war der Mangel an Beweis in Ebersberg nicht nur eine Frage, wer den Test bezahlt, sondern auch, wie schnell das Ergebnis zugestellt wird. Hätte man mir ja sagen können in Ebersberg. Oder am Praxistelefon.

Ich fahre also nach Gräfelfing mit Termin 14 Uhr, komme dort an um 13:45 Uhr und stehe vor verschlossener Test-Container-Tür neben dem Klinikeingang.

Mit grimmigem Blick (Karen kennt den) stürme ich zum Klinikempfang. „Ich möchte mich testen lassen, aber der Container ist geschlossen. Ich habe einen OP-Termin.“ Eigentlich gehört hier – allen Rechtschreibregeln zuwider – hinter jedes Wort ein Ausrufezeichen. Der Empfang begegnet meiner geballten Panik mit drei Baldrian-Smilies und teilt mir mit, dass es gleich, also um zwei Uhr, losgeht. Noch sei das Team zu Mittag. Ok, man kann ja mit mir reden. Wenn ich aus der berühmten Mappe bzw. von der Arzthelferin mit dem schnellen Text und der Kenntnis, was sich alles in meinem Besitz befinden muss, erfahren hätte, dass ich *ab* 14 Uhr und nicht *um* diese Zeit mich testen lassen kann, hätte ich einen Schweißausbruch weniger produziert. Aber was rege ich mich auf? Um 14:05 Uhr verlasse ich abgestrichen den Test-Container.

Drei Tage später bringt Klaus (der Germanist, der mich schon bei der Erstellung meiner Homepage aufs Gleis gestellt hat) mich aus Westsibirien (Ebersberg von Augsburg aus gesehen) nach Ostfrankreich (Gräfelfing von Ebersberg aus betrachtet) und setzt mich vor der Klinik ab.

Ich übe erneut meine bürokratisch erwünschte Unterschrift, das negative Ergebnis meines PCR-Tests liegt selbstverständlich längst vor und ich darf ins Allerheiligste des Krankenhauses. Man gibt mir noch ein paar Anweisungen, von denen ich akustisch nicht alle verstehe und fahre mit dem Aufzug in den zweiten Stock zu einem weiteren Empfangsschalter. Dort nenne ich Namen und Begehr, der Empfangs-TÜV prüft meine diversen Papiere und stellt – wie soll es anders sein – er stellt einen erheblichen Mangel fest. „Wo ist das Anästhesieprotokoll? Das muss unterschrieben sein." Fuck! Ist das nicht dabei? Ausgeschlossen. Unschuldsmiene. Oder hätte ich vor dem neuen OP-Termin das Gespräch noch einmal führen müssen? Ich bleibe bei Unschuldsmiene.

Man schickt mich wieder nach unten, diesmal zur Anästhesie.

Dort am Empfang frage ich nach der Anästhesie, also nach der Örtlichkeit. Die sei doch gleich hier zwei Türen weiter. Ach ja. Nun weiß ich auch, welche der Anweisungen ich vorhin nicht verstanden hatte. Man ruft mich auf, ich betrete die Anästhesie, also das Verwaltungsbüro für A. und darf mich setzten. Die A. nimmt ein paar Papiere von mir entgegen und fragt, wo denn das Formular X sei. Das kann ich nicht beantworten. Es folgt ein Telefonat mit dem Empfangs-TÜV im zweiten Stock, dort ist es auch nicht, aber vielleicht hat Herr Golle das ja irrtümlich in seinen Rucksack gesteckt, als man ihm die anderen Formulare A bis W in die Hand gedrückt hat, weil man die nun nicht mehr benötigt. Ob man denn meinen Rucksack, der oben deponiert ist, daraufhin untersuchen darf. Man darf. Und wird fündig. Das Formular X wird von einer Fachkraft ins Büro der A. gebracht und alles ist ok.

Alles?

Nein. Auf dem Formular R wird gefragt, ob eine Patientenverfügung existiert. Sie existiert. Aber ich werde den Teufel tun und die Frage mit ja bzw. nein beantworten. Denn wer weiß, welche Konsequenzen ein „Nein“ hervorruft, wenn es nicht den Tatsachen entspricht. Und „Ja“ zieht die Aufforderung nach sich, eine Kopie beizulegen. Ja, woher soll ich denn jetzt eine Kopie meiner Patientenverfügung zaubern? 2016 wurde ich in einer Klinik in Michigan, die mein gebrochenes Wadenbein röntgen sollte, sogar nach meinem Testament gefragt. Nein, so schnell legt man mich nicht rein! Dann sollen sie eben die OP verschieben, der nächstmögliche Freitag ist Heiligabend, ist mir doch wurscht!

Doch nun bin ich Bürokratie-gestählt und OP-bereit.

Zunächst warte ich, es ist gerade 11:30 Uhr, eigentlich Zeit für die OP, noch eine Stunde im Wartezimmer II gegenüber dem Empfangs-TÜV. Dann werde ich aufgerufen, mit Sack und Pack in ein anderes Zimmer umzuziehen. Dort soll ich mich bekleidungsmäßig den Gepflogenheiten des Hauses anpassen. „OP-Hemd bitte hinten offen; das hier," die Schwester zeigt auf einen gefalteten Mullverband in ihrer Hand, „das ist ein Höschen, bitte anziehen!" Damit mein nackter Popo auf den noch geplanten Spaziergängen das Publikum nicht irritiert. Mein Gepäck wird identifizierbar mit beschrifteten, unzerreißbaren Streifen versehen und fortgeschafft. Dann warte ich mit zwei anderen Männern im Wartezimmer III. Wir kennen uns schon aus dem Wartezimmer II. Naja, kennen ist zu hoch gegriffen. Wir haben unsere Anwesenheit wahrgenommen. Der eine ist so um die 50 und konzentriert sich auf sein Smartphone, der andere ist halb so alt und, na, was? Logo: konzentriert sich auf sein Smartphone. Mein

Smartphone ist im Gepäck und das wurde abtransportiert.

Erneut werde ich aufgerufen zu folgen. Der Pfleger und ich treten auf den Gang und er fragt, ob ich auf der Toilette gewesen sei. *Ja*. Ein Ja ohne Hintergedanken und frei von Befürchtungen irgendwie gearteter Konsequenzen. Dann soll ich doch mal in das Zimmer gegenüber gehen, da ist gleich rechts eine Tür, er kommt gleich wieder. Ich betrete das völlig leere Zimmer gegenüber und frage mich, was ich hier soll. Ich entdecke die Tür und betrete – eine Toilette. Na gut, hat er wohl „ja" für „nein" genommen, mein Pfleger. Hat vielleicht auch was mit den Ohren und wie ich die Hörgeräte zu Hause gelassen. Ich betätige die Spülung (wegen Fake-Pipi) und trete auf den Gang. Mein Pfleger staunt über das Tempo meines Toilettenbesuchs.

Wir fahren runter. Wohin? Vermutlich zum Wartezimmer IV. Korrekt. Das ist der Vorraum zum OP-Vorraum (also eine Schleuse). Ich lege mich auf ein KH-Bett. „Auf den Bauch?" (Mein Doc erklärte mir vor Wochen auf meine Frage, mit welchen gymnastischen Übungen er sich darauf vorbereitet, meine Ferse aufzuschneiden, während ich auf dem Rücken liege: „Sie müssen auf dem Bauch liegen, sonst geht das nicht. Ich arbeite nicht im Liegen über Kopf.“) Hier sagt mir mein Pfleger: „Nein, natürlich auf dem Rücken.“ Schön, ist mir auch sehr viel lieber. Und umdrehen könnt ihr mich ja, wenn ich nachher unter Drogen stehe. Nein, eher liege.

Wir warten.

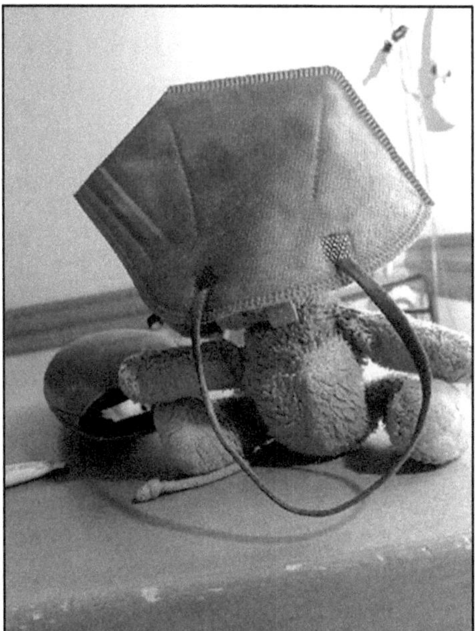

Mouse ist sensibel und möchte das Elend nicht mit ansehen.

Gegen halb zwei öffnet sich die Tür zum Vorraum und ich werde reingerollt.

Ich bekomme noch Besuch von einer Anästhesistin, ich merke mir ihr Gesicht wegen der Patientenverfügung, man weiß ja nie. Eine OP-Schwester verkabelt mich, bekreuzigt mit einem schwarzen Edding-Stift mein linkes Bein, um es vor Verwechselung zu bewahren und wir warten. Mein Doc kommt und fragt, ob ich bei der ursprünglichen Vereinbarung bleibe, dass er das linke Bein operieren soll[*)] und wünscht mir alles Gute. Dann werde ich in den OP-Raum geschoben.

Hier sieht es aus meiner Perspektive aus wie in diversen Kinodramen, sehr helles Licht, grün-bekittelte Menschen unbestimmbaren Geschlechts, alle tragen eine Kippa, ebenfalls grün, und meine Anästhesistin rät mir, jetzt an was Schönes zu denken. Doch bevor ich mir was aussuchen kann, bin ich schon weg.

Im Wachraum wach ich ordnungsgemäß auf, die Wachschwester und mein Doc sind zufrieden, es ist gut gelaufen, ich komme jetzt in mein Appartement. So nennt mein Doc mein Krankenzimmer, als er am

---

[*)] Ich vermute eine juristische Absicherung hinter seiner Frage. Es geht wohl darum, ob ich Sekunden, bevor ich das Schafott betrete, immer noch willens bin operiert zu werden. Also weniger um die Frage, welches Bein bzw. ob es nicht die Lunge ist.

nächsten Tag zur Visite kommt. Ich genieße die Zeit zum Lesen, das Essen wird gebracht und alles auch wieder abgeräumt. Am Tag vor meiner Entlassung (dem Sonntag) werde ich zum ersten Mal nach meinen Wünschen für die Mahlzeiten am nämlichen Sonntag gefragt. Ich kann alles bis hin zum Abendessen auswählen, selbst wenn ich das Haus schon morgens verlasse. Nur am Sonntagmorgen die Speisen mit nach Hause nehmen, nein, das geht nicht.

Tja, so war das mit meiner OP. Jetzt sitze ich zu Hause, das Bein Aircast-gestiefelt und hoch gelagert, schreibe dieses Protokoll und lese später die letzten Seiten im „Impressum“ von Hermann Kant. Etwas lästig ist jeder Gang von hier nach da, und seien es nur zwei Meter. Denn ohne Krücken geht (!) gar nichts. Kleine Aufträge bekomme ich von Karen, die ja nun den ganzen Haushalt auch noch zu bewältigen hat und die mit ihrer Mama, die wieder und immer noch im Krankenhaus im hohen Norden liegt, laufend zu organisieren hat.

Danke für Eure Fürsorge und Euren moralischen Beistand. Mir geht es gut, Chrischan hat mit Klaus, Martin und mir fürs nächste Wochenende zwei Tage Männer-Skifahren vereinbart, Karen hat mir dazu die Verantwortung für den Glühwein übertragen. Jeder, wie er kann.

Das Bild zeigt vielleicht auf den ersten Blick eine Wanderkarte, auf der die Ski-Piste eingetragen ist. Das täuscht.

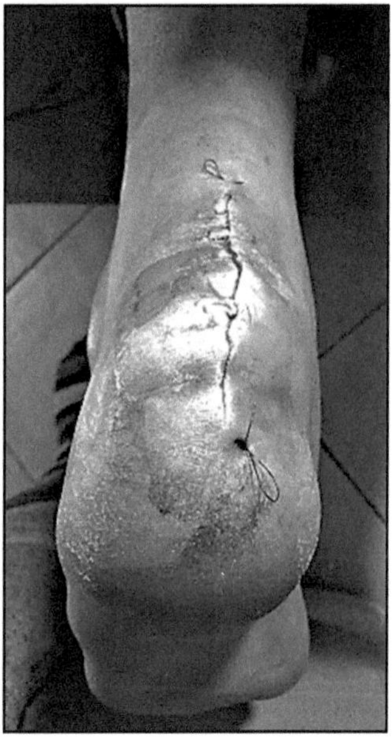

Wer hinter mir geht, könnte mich bei klarer Sicht und Föhn an meiner frisch operierten Ferse erkennen, sofern ich barfuß unterwegs bin.

Eine Schulter in der Psychiatrie

Seit Januar wissen wir vom Unheil, das der Berg birgt – mein Schultergelenk gestaltet sich in diesem Jahr neu, weil meine Skier mich in Obertauern etwas zu forsch zu Tal ziehen und ich nur mit gegrätschten Beinen und offenbar mit der Schulter dem wilden Treiben ein Ende setzen kann. Das Ergebnis ist schmerzhaft und über den heutigen Tag hinaus nicht zu übersehen – jedenfalls für ausgewähltes Publikum. Später gemachte Fotos zeigen mich bereits mit einem Lächeln.

Natürlich könnte ich meine Schulter-Trophäe mit medizinischer Hilfe beseitigen lassen. Dazu darf aber das Vertrauen in die Medizin als Institution nicht gebrochen sein. Davon handelt diese Geschichte.

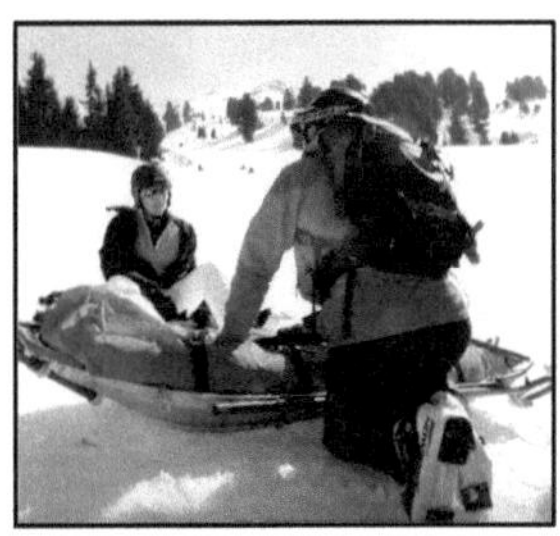

Die erste Etappe meines Abtransports von der Piste übernimmt eine Art Bobby-Car. Meine Beiden lasse ich auf der Piste, schließlich sind die Skipässe noch keine Stunde alt.

Anschließend werde ich in einen echten Sanka, einen Sanitäts-Kraftwagen, verladen. Bis dahin hatte ich das Innere derartiger Fahrzeuge nur als Begleitperson gesehen. Jetzt, sozusagen als Vollmitglied, berichtet mir meine Schulter ausführlich von jedem Muskel, der an ihren Bewegungen beteiligt ist.

Der Sanka bringt mich in den örtlichen Reparaturbetrieb. Den Namen kann niemand erfinden. Ich würde ihn auch nicht in über-BILDzeitungs-großen Buchstaben quer über die Hausfront setzen:

Krankenanstalt Obertauern – Dr. Aufmesser.

Vor diesem Hintergrund wirkt Herr Aufmesser erfreulich friedlich. Nach wenigen Blicken und einer sehr sanften Untersuchung stellt er lapidar fest, dass „das operiert werden muss." Und ich dachte, er nimmt so etwas wie eine Geburtszange und verlegt das Schlüsselbein wieder ins Schultergelenk. Mike, der Physio unseres Vertrauens, würde das machen.

Nein, das hält nicht. Weil drei Bänder mit komplizierten und fremdsprachlich klingenden Namen ihre Funktion nicht mehr ausüben können, weil sozusagen freigestellt.

Naja, sowas glaube ich erstmal gar nicht. Doch das Schuhe Zubinden tut dann schon OP-mäßig weh. Später schmerzt es auch ohne Schuhezubinden.

Ich gehe erstmal für 2 Stunden ins Café und genieße mein mehrmals wiederholtes Nörgeln wegen lauwarmer Schokolade, die auf der Karte als heiße Schokolade angepriesen wird.

Die Heimfahrt kann man nicht ändern, der Jeep ist rau und teilt das allen mit, besonders mir.

Am nächsten Tag besuche ich einen Orthopäden meines Vertrauens mit weniger martialischem Namen.

Vielleicht sollte ich ignorieren, dass mein behandelnder Orthopäde mir nur bedingt zur OP rät und mir in diesem Sinne nur vorsorglich nahelegt, in der Bogenhausener Klinik einen Termin auszumachen.

Die Anschrift der fachlich wärmstens empfohlenen Klinik ist aber schon im Empfang seiner Praxis niemandem bekannt. Ein Fall von Verdrängung?

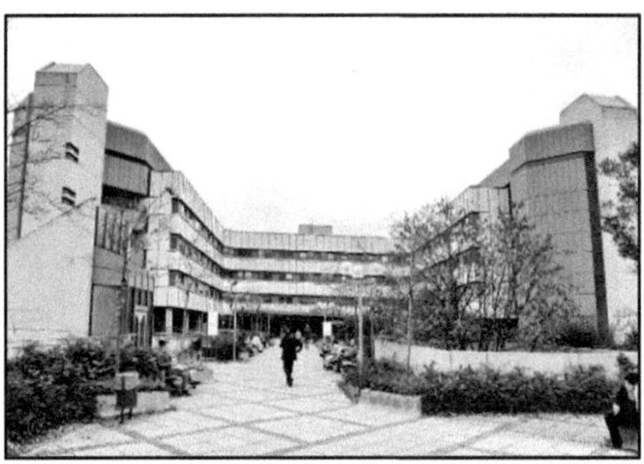

Ich finde die Klinik trotzdem. Drei Anmelde-Kioske lerne ich kennen und vom dritten werde ich wieder zum ersten geschickt – ein echtes Déja vu.

Ich sollte langsam skeptisch werden. Mein unerschütterlicher Glaube an Autoritäten jedoch führt mich tatsächlich in eine Art Anmeldebüro.

Die Dame ist gerade nicht an ihrem Schreibtisch – habe ich ernsthaft etwas anderes erwartet? Man bittet mich, draußen Platz zu nehmen, bis die Kollegin für die Aufnahme wiederkommt.

Sekunden darauf werde ich von eben jener Kollegin aufgerufen, doch nun endlich ins Büro zur Anmeldung zu kommen und wieso ich denn da draußen rumsitze. Ich erkenne die Kollegin Aufnahme auch gleich wieder: Sie hat am Tresen des letzten Anmelde-Kioskes mit jener anderen Dame ein Schwätzchen gehalten, die mich bat, „solange draußen Platz zu nehmen".

Mein mangelhafter Orientierungssinn hat mich offenbar in die Psychiatrische geführt.

Nun geht's erst richtig los: Die Kollegin Aufnahme fragt mich nach meiner Chipkarte. Da ich keine habe, teile ich der streng blickenden Kollegin Aufnahme eben dies mit. Das ist naiv. „Natürlich haben Sie eine Chipkarte!" erklärt sie naseweis. Ich beharre auf meinem Standpunkt – schließlich kenne ich mein Portemonnaie.

Nach Abgabe einer eidesstattlichen Erklärung gibt sie sich mit meinem Personalausweis zufrieden.

Die Kollegin Aufnahme langt während der Erfassung meiner Daten hinter sich in ein Regal und legt mir ein mehrseitiges Merkblatt vor, das ich „da“ zu unterzeichnen habe.

Nun hat mich die Skepsis gepackt, gepaart mit der unwiderstehlichen Lust auf Schabernack. Ich will erstmal lesen, was ich „da“ unterschreibe. Nicht weil mich der Inhalt interessiert. Ich will einfach wissen, wann die Kollegin Aufnahme explodiert. Prompt finde ich einen extra fett gedruckten Hinweis: Unterschreiben Sie dieses Papier erst, wenn Sie das Papier Wrtzlbrmpf gelesen und unterschrieben haben.

Jetzt hab’ ich sie: „Entschuldigen Sie, bitte, wenn ich störe. Aber hier steht: „Unterschreiben Sie dieses Papier erst, . .“. Können Sie mir das Papier Wrtzlbrmpf geben?“ – Naiver Augenaufschlag gegen sich-rot-verfärbende nach oben abdrehende Augäpfel: „Was wollen Sie denn damit?“ – Naiver Augenaufschlag: „Lesen. Also, nicht dass ich das von mir aus will, ich tue nur meine Pflicht. Sehen

Sie, hier steht: Unterschreiben Sie dieses Papier erst, wenn Sie . . . " – Die Kollegin Aufnahme steuert unaufhaltsam auf den Point-of-no-Return zu. „Da steht nichts drin, was Sie wissen müssen." – Hilfloses Opfer der Bürokratie in Personalunion mit naivem Augenaufschlag erwidert: „Das kann sein. Und wenn es so ist, dann ist das schlimm, weil vergeudete Zeit. Denn hier steht: Unterschreiben Sie dieses Papier erst, wenn . . ." –

Die Aktivistin der Bürokratie faucht mich aus den Augen an, greift hinter sich und knallt mir das erflehte Formular auf die mir zugewiesenen 15 cm^2 ihres Schreibtisches. „Da. Und nun gehen Sie da rüber und lassen mich hier meine Arbeit machen!"

Für eine Explosion ist das viel zu verhalten. Aber vielleicht ist die Kollegin Aufnahme ja ruhiggestellt, denn möglicherweise bin ich hier wirklich auf der Psychiatrischen.

Wenn ich jetzt noch ein Formular bräuchte, das wär's!

Doch nein, der Inhalt der vorhandenen hält wohl jeden von der Unterschrift ab, der noch halbwegs bei Trost ist. Ich muss schwören, dass ich niemanden verklage, der mir den Kopf amputiert, alle Rechnungen klaglos akzeptiere und selbstverständlich die Beträge umgehend auf das Konto von Herrn Prof. Dr. Dr. h.c. usw. überweise.

Wie einfach manchmal Lösungen sind: Ich unterschreibe keines der Formulare.

Gegen alle Regeln der Bürokratie werde ich kurz darauf aufgerufen, meinen Mediziner in Empfang zu nehmen, nachdem ich die Formulare der örtlichen Wiederverwertung zugeführt habe. So ist das nun mal auf der Psychiatrischen. Es hat auch später nie jemand nach den Formularen gefragt. Die Rechnungslegung konnte offenbar auch ohne erfolgen.

Ein Hauch von Professionalität umgibt den jungen Orthopäden. Ich fasse wieder Vertrauen, besonders weil er mir nach 2 Minuten unter Missachtung aller ökonomischen Zwänge des Krankenhauswesens von der OP zaghaft abrät. Sein Papa hatte auch mal so was und hat es nicht machen lassen. Aber der ist auch schon 60. „Naja“ Mein Einwand lässt ihn einen Blick auf mein Datenblatt werfen. Verunsichert gibt er zu bedenken, dass sein Papa seit kurzem den OP-Verzicht bereut. Schließlich ist das vorwitzige Schlüsselbein ästhetisch kein Vorzeige-Projekt.

Um Zeit zu gewinnen, verordnet er mir ein Belastungs-Röntgenbild. Dazu schickt er mich „da vor, seh’n Sie, da vorne, dort wo das Schild zur Station

6a zeigt, da ist die Station 6a, da gehen Sie links rein. Sie werden abgeholt."

Von Optimismus getragen schreite ich munter dem Ziel entgegen. Das Ziel: Ein von drei Seiten gefasster Flur mit furchteinflößenden Aufschriften zum Thema Strahlen-krankheit auf flugzeughallengroßen Türen. Die Türen sind alle geschlossen, weshalb ich alle Aufschriften in Ruhe lesen kann. Menschen sind hier anscheinend fehl am Platz und deshalb ist auch keiner da. Was also tue ich hier?

Ich warte. Patiently. Bin ja Patient. Verhalte mich also rollenkonform.

Mindestens 13 Minuten später kommt ein älteres Paar in Straßenkleidung – Patienten also – vorbei und klopft rollenwidrig und todesmutig an eine der „Zutritt-streng-verboten"-Türen. Zunächst passiert nichts. Klar. Das Paar klopft erneut. Ich werde sie für den Orden Held der medizinischen Versorgung vorschlagen. Die Tür bewegt sich, ein kompetent gekleideter Herr stellt sich, den Zugang durch die Tür versperrend, dem Begehr des Klopfpaares. Das Klopfpaar: „Mein Name ist Dingshuber. Ich soll mich bei Dr. Berg melden" - „Dr. Berg??? Oh, nee, (ratlos) den gibt's hier nicht. Da müssen Sie zur Aufnahme im ersten Stock." Das Paar: „Da kommen wir her, die haben uns hierhergeschickt." – „Ich sagte Ihnen ja, hier gibt es keinen Dr. Berg." Schließt die Tür, das Klopfpaar zieht ab.

Die Tür geht erneut auf. Ein weiterer kompetent gekleideter Herr erscheint und ruft: "Herr Dingshuber? Hallo! Herr Dingshuber!" Herr Dingshuber, inzwischen fast am Ende des Ganges angelangt, dreht sich um und freut sich über das Wiedersehen mit Dr. Berg.

Ich verstehe: In Station 6a arbeiten die Spezialisten für Alzheimer.

Eine andere, viel größere Tür öffnet sich. Das ist meine. Es folgt das Übliche mit Freimachen und so. Anschließend, ich prüfe unauffällig die Vorzeigbarkeit meiner Unterwäsche, sucht das freundliche Personal nach jemandem, der was vom Röntgen versteht. Braucht man so jemanden in der Psychiatrischen? Nun ja, man findet. Und so lange dauert das auch gar nicht. Der Raum, in dem ich im Halbdunkel mein Dasein friste, ist heizbar. Also im Prinzip.

Eine kompetent gekleidete Dame betritt die Szene, betrachtet die Papiere und mich und entscheidet: „Ein Belastungs-Bild ist überflüssig. Wir machen eines ohne Belastung." Ich sollte dankbar sein: Belastungsbilder werden unter Belastung angefertigt.

Belastung, sagt meine Schulter, braucht sie zur Zeit nicht.

Das Bild wird angefertigt. Vermutlich, damit man es mit den erstklassigen CT-Bildern vergleichen kann, die ich bereits vorgezeigt habe. Kostet ja alles nix.

„Gehen Sie zurück, von wo Sie hergekommen sind.“

Ja, sind denn diese Menschen bar jeder Vorstellung, welche Probleme ich habe, eine Gegend rückwärts korrekt zu durchlaufen? Alles sieht für mich neu aus. Also wundere ich mich auch nicht, wenn ich nichts wiedererkenne. Und schreite – naja, munter jedenfalls nicht – drauflos. Ob ich an der Quelle ankomme, ist ungewiss. Ich kenne Menschen, die gehen immer davon aus, dass ich nicht ankomme. Aber das sind üble Nachreder und Verleumder.

Gegen alle Erfahrung finde ich das schnuckelige Beratungszimmer des Papa-Mediziners wieder und warte auf dem Gang.

Er kommt nach erstaunlich kurzer Zeit, betrachtet die schicken neuen Portraits vom Inneren meiner Schulter und stellt fest, dass die 24 Stunden alten, mitgebrachten CT Aufnahmen diesen nicht fundamental widersprechen! Ja, das ist doch mal erfreulich.

Ich stelle ihm nun die Gretchenfrage: „Muss ich ohne OP mit funktionalen Einschränkungen rechnen?“ – „Nein.“ – „Gibt es andere Gründe, die OP durchzuführen?“ – „Nein.“ – „Warum könnte ich sie dann doch durchführen lassen?“ – „Sie werden ökonomisches Fördermitglied des Vereins Städtische Kliniken Bogenhausen und Ehrenmitglied bei den Dauerschmerzgeplagten. – Naja, und ein bisschen kosmetisch wirkt so eine OP auch.“

Ich beschließe Karen zu fragen, ob sie mich auch ohne Kosmetik liebt und verlasse entschlossen den Tatort. Als ich auf dem Weg zum Ausgang an der Betriebskantine vorbeikomme, lese ich den Speiseplan für diese Woche. Sehr vielseitig, der Plan. Bis auf die an allen Tagen verwendeten, als Zusatzstoffe deklarierten psilocybinhaltige Pilze. Das ist mal ein pfiffiger Einfall. Schließlich wird Rauchen in Krankenhäusern ja auch nicht gern gesehen. Und Koksen wird fürs Tarif-Personal auf die Dauer zu kostspielig.

Zu Hause beantwortet Karen meine Schicksalsfrage positiv und die Jungs in der Psychiatrischen können die Messer stecken lassen.

Die Rechnungen, die Monate später unseren Briefkasten zu Boden ziehen, hätten mindestens den lebenslangen Vorsitz im Förderverein gerechtfertigt.

O Erbarmen Care!

Während unserer Reise durch Canada und um die Great Lakes herum besuchen wir eine Familie, die Karen aus der Zeit kennt, als diese noch in Deutschland lebte. Sie nahm uns – für mehr als eine Woche – sehr herzlich auf. Im Vorfeld eines von den Kindern vorbereiteten Abendessens mit Grillfeuer und allen Schikanen kommt es zu folgendem Ereignis:

Auf dem Weg zum Lagerfeuer mit dem Essteller in der Hand rutsche ich im feuchten Gras aus und bleibe erstmal liegen. Knie und Hüfte tun tierisch weh, den geschwollenen Knöchel bemerke ich erst später. Karens fachkundiger Blick diagnostiziert Bänderriss/-Dehnung, im ungünstigen Fall ist einer der vielen Knochen da unten in Mitleidenschaft gezogen. Es gibt Eis am Fuß, später elastische Binde und Krücken. Hüfte und Knie beruhigen sich, aber der Knöchel mag Belastung überhaupt nicht.

Geschlafen wird mit hochgelegtem Unterschenkel, was besser als erwartet funktioniert.

Der folgende Tag, der 9. Juni, wird zum Tag der Wahrheit: Ist da nun was gebrochen oder nicht? Wir fahren ins Krankenhaus. Pit im Emergency-Room – wow! Die Aufnahme ist wirklich herzlich und professionell. Mit dem fahrbaren Röntgen-Gerät schaut sich eine gewisse Karen mein Fußgelenk an. Vorher habe ich Heidi und Frieda kennengelernt, an den Namen der Dame für das Accounting kann ich mich nicht erinnern.

Weiteres Personal (ausschließlich Frauen) kümmert sich rührend um mich. Nur die Technikerin, die mir die Schiene anlegt, nachdem der Bruch des Wadenbeins diagnostiziert ist, erklärt weder, was noch warum sie es tut. Sie rechnet damit, dass die positive Wirkung für ihre Arbeit spricht. Bis sie kommt, wartet Karen (also meine Karen) eine Stunde mit der Bilder-CD auf dem Schoß.

Meine Krücken werden bestaunt, man kennt ja nur die Ausgabe von 1914 - 18 oder früher, auch bekannt als die Captain-Silver-Gedächtnis-Krücken. Nun kommt Teil zwei der Prozedur, die Anpassung eines Aircast-Stiefels. Das darf das Krankenhaus nicht. Dafür gibt es schließlich Orthopädische Praxen.

Am nächsten Tag besorgt Karen beim Orthopäden einen Termin. Klingt simpel, ist es aber nicht:

Sie ruft morgens um acht Uhr bei der Praxis an. Wie sich erst später herausstellt, hat uns das Krankenhaus in Brighton die Telefonnummer eines sogenannten Appointment-Centers gegeben. Was das ist? Weiterlesen, weiterhören! Karen muss eine Menge Daten von mir abliefern: Name, Vorname, Geburtstag, Wohnort und Straße (wie schreibt man das? Karen buchstabiert), Familienstand, Diagnose, welches Krankenhaus die Diagnose erstellt hat, welche Krankenversicherung.

Karen: „Ich möchte' nur wissen, wann mein Mann heute vorbeikommen kann, um einen Aircast-Stiefel zu kaufen."

Telefondame: „Egal. Wie heißt die Versicherung?"

„Das ist eine deutsche Versicherung."

Telefondame: „Egal, den Namen!"

Karen geht zum Auto und holt das Schreiben meiner Krankenversicherung für die USA. Sie nennt den Versicherungsnamen in englischer Übersetzung (Bavarian Health Insurance). Den findet die Dame in ihrer Auswahlliste aber nicht. Ach nee!

Daraufhin diktiert Karen ihr die Versicherungsnummer. Diese findet sie auch nicht. Ach nee! Ja, dann kann sie das nicht eintragen.

„I have to talk to my supervisor."

Drei Minuten Pause, klassische Musik, soll beruhigend wirken. Eigentlich wollen wir ja nur wissen, ob wir heute noch einen Termin bekommen. Telefondame: „That doesn't work with my papers. Does your husband have a health insurance at all? You have to pay cash."

Mit diesen Worten verabschiedet sie sich und verbindet Karen mit dem Billing-Department (der Rechnungsabteilung) in Arizona. Dort geht gerade die Sonne auf, es ist erst 5:25 Uhr. Karen wird wieder gefragt nach Name, Vorname, Geburtstag, Wohnort und Straße, Ehestand, Diagnose, welches Krankenhaus die Diagnose erstellt hat und welche Versicherung.

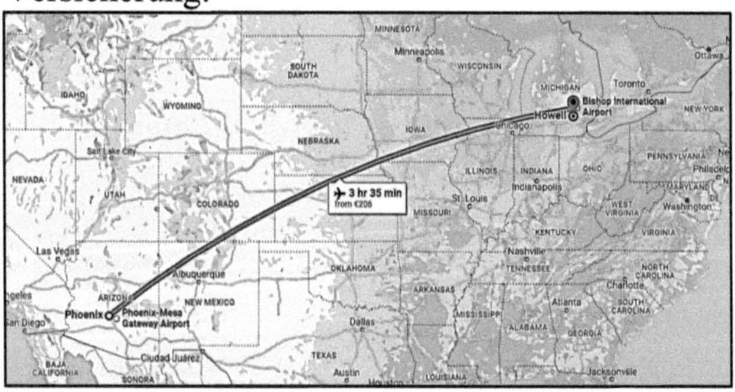

Zweite Telefondame: "That's not working, das müssen Sie dann cash zahlen. Das kostet 430 $."

Karen: "Und was bekommt mein Mann dafür?"

Zweite Telefondame: "Untersuchung, Diagnose, Röntgen (X-Ray), Therapievorschlag." Röntgen hatte ich bereits im Krankenhaus vor rund 16 Stunden, die Bilder haben wir auf einer CD. Schön für uns. Aber X-Ray ist beim Package A inbegriffen, das muss gekauft werden. Widerspruch zwecklos. Geht das in Ordnung? Auch dass wir das vor Ort bezahlen? Ja, logo.

Es ist 8:25 Uhr. Karen kehrt zurück in die Warteschleife des Appointment-Centers, um vielleicht einen Termin zu bekommen. Allerdings bei einer anderen Telefondame. Also: Name, Vorname, etc. und worum es denn geht. Hallo?! Das hat Karen schon zweimal abgeliefert. Egal, Daten die Dritte.

Es ist 8:35 Uhr. Ach, einen Termin! Heute? Mal schauen. Bleiben Sie dran bis nach der Werbung, ach nein, es ist klassische Musik, soll beruhigend wirken.

Dritte Telefondame: "Um 9:20 Uhr kann ich Ihnen anbieten. OK?"

Karen fragt Robert, wie lange man nach Novi fährt. Hmm, in 40 Minuten nach Novi, ja, das geht schon, ist aber sportlich. Sportlich kann Karen, der Deal ist perfekt. Sie legt auf, stürzt ins Badezimmer, ich stürze gestützt zum Auto.

Um viertel nach neun parkt Karen den Camper in Novi, mich hat sie am Eingangsportal der Praxis abgesetzt. Sie weiß vom gestrigen Krankenhausbesuch: wir müssen zur Suite 200. Ist vermutlich im 2. Stock, was in USA der 1. ist, weil man hier im Erdgeschoss mit dem Zählen beginnt.

In Suite 200 residiert eine absolut unpersönliche Mega-Praxis. Sie begrüßt uns mit einer offenen Wartezone incl. Patienten und einem großen Flachbildschirm, auf dem sich das Personal vorstellt und was es gerade tut, also operiert, nicht im Haus ist, in der Nase bohrt oder freie Kapazität hat. Der Präsentation dürfen wir folgen, nachdem Karen am Schalter eine Art Post-It ausgefüllt hat mit meinem Vor- und Zunamen und meinem Geburtstag. Diesen Zettel klebt die Dame auf der anderen Seite des Schalters an den Rand ihres Monitors, an dem bereits vier oder fünf solche Schnipsel hängen. Sie hängt sie in der Reihenfolge hin, in der die Patienten zum Arzt aufgerufen werden.

Dann folgt, was folgen muss: Name, Vorname, etc. und worum es denn geht. Und wie Karen und ich zueinanderstehen. Dabei interessiert weniger, wie oft und worüber wir uns in die Haare kriegen als einfach, ob wir verheiratet sind. Keine Ahnung, was das mit meinem Aircast zu tun hat. Immerhin fragt man mich nicht wie gestern im Krankenhaus, ob ich mein Testament gemacht habe.

Ich unterschreibe hemmungslos alle Formulare, Karen trägt ebenfalls alles fein unsäuberlich ein, ein bisschen sollen sie sich schon um unsere Daten bemühen. Sie gibt die acht Blätter am Schalter ab. Die Dame bittet unerbittlich um ein paar Ergänzungen, die wir beim Ausfüllen übersehen haben. Außerdem will ich nicht erneut geröntgt werden, was aber nicht geht, weil das im Package A enthalten ist. Weiß ich ja, aber man kann's ja probieren.

Patienten werden mit dem Vornamen aufgerufen, wenn sie dran sind. Dann humpelt und hüpft jede/r zur Tür neben den Begrüßungsschaltern, schließlich ist das hier eine Orthopädische Praxis, die ihre Kundschaft von Sportmedizinern behandeln lässt.

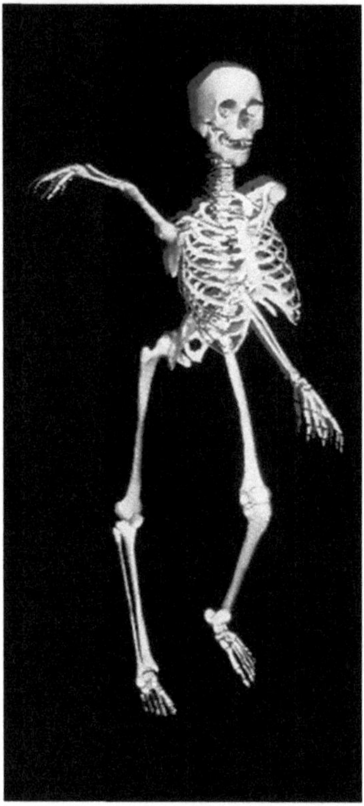

Peter ist dran. Ich greife mir meine Wunderkrücken und folge einem etwas mürrischen red coat. Ich werde gewogen und teile meine Körpergröße mit, ganz wie am Vortag und auch hier in

Zentimetern, was ihn etwas aus dem Konzept bringt. Ebenfalls seit gestern bin ich über die berufsständische Bedeutung der Bekleidungsfarben aufgeklärt: Marineblau tragen Krankenschwestern, Dunkelblau die Assistentinnen usw. Rot jedoch ist nicht dabei. Aus dem mürrischen Wesen schließe ich: das kann nicht der Arzt sein, der wird besser bezahlt.

Im Behandlungszimmer interviewt mich der Rote: Name, Vorname etc. und was ich hier will und warum und wie es passiert ist. „Dr. Eller kommt dann in 10 Minuten." Nebenbei: Es ist 10:20 Uhr.

Tatsächlich klopft ein junger, sympathischer Mensch samt Praktikantin an der Tür, bevor beide eintreten. Dass sie klopfen, gehört zur Policy (nicht zur Kinderstube) und es steht an allen Türen im Interesse der "Privacy of our Patients". Ob das auch Bestandteil des Package A ist, werden wir sehen. Man interviewt mich kurz, mein Name tut ausnahmsweise nichts zur Sache, nur der Hergang und ob ich wisse, dass das Bein gebrochen ist. Weiß ich. Gut. Dann gehen wir jetzt zum Röntgen. Nö. Die Bilder sind kaum 16 Stunden alt, wozu erneut bestrahlen? Der junge Sympath erklärt mir, dass wir aus diagnostischen Gründen Belastungsbilder brauchen. Siehste! Man kann doch mit mir reden. Der Sympath und seine Praktikantin verabschieden sich.

Kurz darauf kommt eine weitere Dame, um mich zum Röntgen abzuholen. Munter schreitet sie voraus, “Take your time!” ruft sie mir über die Schulter zu. Dann muss ich auf einen Schemel steigen, und zwar mit dem rechten Bein. Dass das das Bein mit dem Bruch ist, checkt sie, indem sie mich nach Name, Vorname und Geburtstag fragt und sich des rechten Beins versichert. Beim Buchstabieren meines Nachnamens („Golle, G O double L, E“) steigt sie aus: “Double ll? What is Double?” Ich buchstabiere für Erstklässler und hoffe, dass sie rechts und links auseinanderhalten kann.

Am Ende des Foto-Shootings, balancierend auf dem kaputten Bein, soll ich stehen bleiben, bis sie meinen Sympath gefunden hat und der sein OK zu den Bildern gibt. Doch der ist nicht sogleich auffindbar. Nach ihrem dritten Gang ergreift sie das Mitleid und sie reicht mir endlich meine Krücken. Nach weiteren zwei Such-Expeditionen zu Dr. Eller bietet sie mir an Platz zu nehmen, falls das für mich bequemer sein sollte. Empathie, wohin man sieht.

Schließlich schickt sie mich zurück in das Behandlungszimmer. Ich verliere auf dem Weg (erwartungsgemäß) etwas die Orientierung, aber sie bringt mich wieder auf Spur.

Mein Sympath erklärt, dass wir weiterreisen können: Der Bruch passt zum Aircast. Wenn ich ihn trage, kann man auf eine Operation verzichten.

Zum Abschluss kommt eine weitere Dame, diesmal in grau, die mir in den Stiefel hilft. Sie will eingangs nur wissen, welche Schuhgröße ich habe. Ok, diese Daten muss sie in der Tat wissen. Dann folgt die Frage nach der Bezahlung. Die läuft genauso ab wie das Inkasso für das bisher Erlebte – via Visa. Die Dame notiert das und mehr braucht sie nicht, um mir den Stiefel anpassen zu dürfen.

Ausgestattet mit einer Menge Papier gehen wir zum Ausgang bzw. zum Check-out. Dort werden alle unsere Papiere begutachtet und die Daten für die Kreditkarte erneut erfragt. Wir bekommen Rechnungen bzw. Quittungen über rund 800 $. Wofür das Geld berappt wurde, kann man den Papieren nicht entnehmen. Der Check-out-Dame ist auch rätselhaft, wofür man sowas wissen bzw. bescheinigt haben möchte. Geduldig erklärt Karen, dass wir das meiner Versicherung vorlegen werden. Die soll mir das Geld erstatten und es ist wohl auch bei US-Versicherungen nicht völlig ungewöhnlich, dass die wissen möchten, wofür sie zahlen sollen. Diese Petitessen werden handschriftlich ergänzt, weil sowas nicht vorgesehen ist.

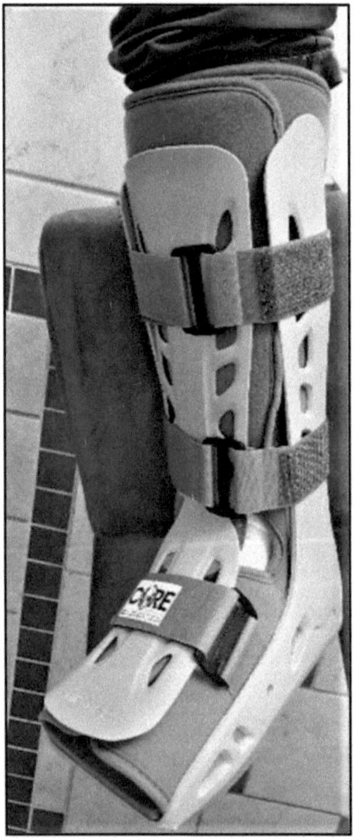

Uns dämmert, warum Gesundwerden in USA teuer ist.

Und wie die in den USA das machen, dass im Gesundheitswesen Vollbeschäftigung möglich ist. Abgesehen davon, dass „Gesundheitswesen“ eine völlig irreführende Bezeichnung analog zum sogenannten Verteidigungsministerium, das in den 40-er-Jahren noch offen und ehrlich Kriegsministerium hieß.

Knie-Kurs

Wolkenstein, Skiparadies für KönnerInnen. Umwerfendes Bergpanorama, Lagrein vom Fass, italienische Küche.

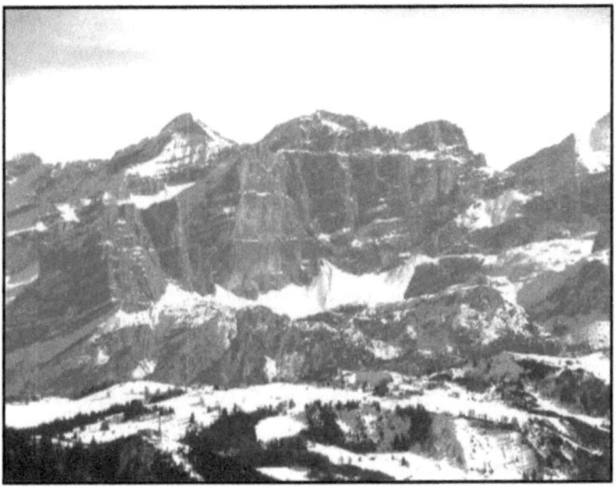

Vier Menschen treffen sich dort und können was erleben: Karen fährt Ski, da muss man nur zuschauen und weiß: So soll Skifahren aussehen. Einfach was fürs Auge. Heike, ihre Freundin, fährt auch, sogar in Canada, wenn sie sich nicht am ersten Tag an einer Bordsteinkante den Fuß bricht. Karens ehemaliger Tenniscoach Ron aus Richmond, VA, fährt auch Ski, nicht so toll, aber immer noch um Welten besser als ich. OK, ich bin hinterm Deich aufgewachsen, bis zum 18. Lebensjahr habe ich keine realistischen Vorstellungen vom Gebirge. Berge sind immer nur selbstgemalte braune Striche im Erdkundeheft. Ich hatte nicht-Auto-risierte Eltern, die in den 50-er Jahren in der Lausitz bei den Großeltern Urlaub machten. Und Sport ist mehr eher fremd. Ich stehe zum ersten Mal mit 52 Jahren auf Alpinskiern, nicht alleine, nur unter fachkundiger Aufsicht. Erste Erfahrungen mit den Risiken und Nebenwirkungen des Skifahrens mache ich in Obertauern (A). Da ist es die Schulter, die – zurück in Bayern – in die Psychiatrie soll*).

Wenige Jahre nach der Schulter treffen sich also Ron, Heike, Karen und ich in Wolkenstein. Ich buche sofort einen Kurs für ergrauende Ski-Novizen und werde unter die Fittiche eines sympathischen jungen Lehrers genommen, der mir im Wesentlichen den Respekt vor Kurven und rechtzeitiges Bremsen vermitteln muss. Daran arbeiten wir am ersten Tag, während die drei Cracks außerhalb meiner Sichtweite und meines Ehrgeizes durch den Pulverschnee gleiten, als wären sie in Wolkenstein aufgewachsen und dort nicht zur Grund- sondern immer nur zur Skischule gegangen.

Am nächsten Tag meldet sich ein anderer Skilehrer, der Chef der Skischule, und teilt mir mit, dass

---

*) siehe „Eine Schulter in der Psychiatrie“

mein Coach krank ist und heute der Chef persönlich ski-pädagogisch aktiv wird. Er ahnt nicht, auf welchem Niveau mein Können angesiedelt ist und orientiert sich am Durchschnitt der 6-köpfigen Gruppe, meistens an deren oberen Sechstel.

Da es mir nicht an Mut / Selbstüberschätzung / Leichtsinn fehlt, mache ich brav mit, wenn es gilt, den Hang mit gefühlten 70° Neigung zunächst langsam anzugehen. Langsam geht bei mir nur ganz am Anfang, schneller werde ich bzw. meine Skier von selber, meine Bindung verhindert, dass sie ohne mich weiterfahren, wenn ich ahne, dass ich nicht mehr die Kontrolle über das Geschehen habe.

Eine Mitschülerin fährt vor mir und ich hole sie etwas zu schnell ein. Da es bei mir mit den Kurven hapert, überhole ich sie nicht, sondern verursache einen leichten Auffahrunfall, lege mich neben sie auf die Seite in den Pulverschnee und spüre mein linkes Knie in ungewohnter Weise.

Der Chef kann bei uns beiden keine Knochen erkennen, die sich durch die Kleidung bohren und ermuntert uns zum Weitermachen. Meine Mitschülerin hält auch locker durch, ich jedoch muss mich nach Überwindung etlicher Höhenmeter zum Après-Ski zurückziehen. Die Gruppe wünscht mir einen schönen Nachmittag und ich teile Karen mit, dass ich sie vor dem Anton-Ski-Haserl-Wirt erwarte.

Wenige Minuten später ist sie auch schon da und rät mir, die Ski abzuschnallen. Das macht man so, bevor man ein Lokal betritt, ist einfach praktischer.

Da plötzlich merke ich, dass ich mit den Skiern durchaus in der Lage bin, mich fortzubewegen, jedoch ohne sie, also nur mit den Schuhen, verweigert mein Knie die Kooperation. Folge: Ab ins Apartment und medizinische Hilfe suchen, die sich mit Bändern und Stricken gut auskennt.

Die Adresse der nächstgelegenen Praxis ist schnell gefunden und Karen fährt mich zu Dottore Garibaldi. Da ich von da an in guten Händen bin, kann sie beruhigt zurück auf die Piste.

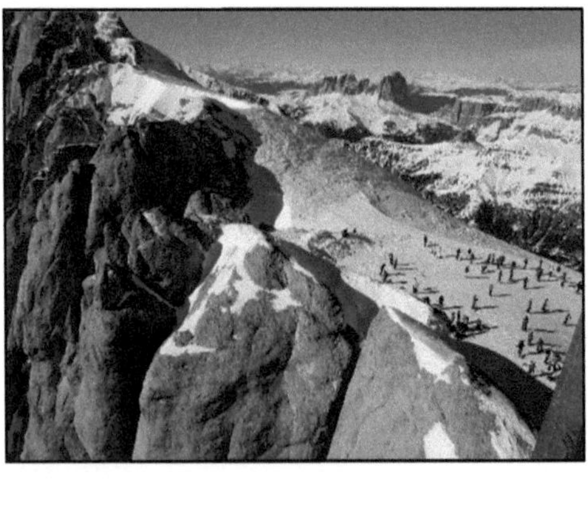

Dottore Garibaldi ist ein versierter Kenner der Nebenwirkungen des Skifahrens und wirft mit seinem Kollegen, dem Dottore Gramsci, unter Zuhilfenahme seines Röntgengerätes einen Blick in mein Kniegelenk. „Oh, sieht nicht gut aus." Diagnose für medizinische Analphabeten. „Muss wohl operiert werden." Das will ich nicht hören. Es wird noch Dottore Signora Manzini hinzugezogen, um die Diagnose zu erhärten.

Alle drei einigen sich darauf, dass keines meiner Kreuzbänder gerissen ist, dass es vermutlich nur zu einer Dehnung reicht. Der Meniskus könnte auch mit von der Partie sein, „Aber das lassen Sie zu Hause noch mal anschauen. Knie nicht belasten!" – Und jetzt? „Ja, mehr können wir auch nicht machen". Aha. Quanto costa? Als privat Versicherter habe ich gelernt, diese Frage in mehreren Sprachen stellen zu können. Die Antwort kommt prompt auf Italienisch und Deutsch: „Cinquecento - Fünfhundert." Damit ist kein Modell der Firma FIAT gemeint. Die Herrschaften sind vermutlich mit größeren Fahrzeugen bestens ausgestattet. Also muss es sich um Valuta drehen.

Die Zeiten, in denen man Lire in D-Mark umrechnen musste, sind längst vorbei, nur die schiere Zahl lässt mich an alte Währungsrelationen denken. Allerdings: 500 Lire wäre schon echt dürftig. Andererseits habe ich nur knapp 15 Minuten das Praxis-Knowhow in Anspruch genommen. Aber gleich 500 Euro? „Ja, fünfhundert Euro." Ist wohl der Donnerstagstarif. Oder Südtirol gehört krankenversicherungstechnisch als 51. Staat zu den USA.

Ich möchte mit Kreditkarte zahlen. Denn zahlen muss ich wohl. Dann wenigstens so, dass ich es nicht gleich merke, das Loch im Konto. „No, Signore. Prego, nur Barzahlung."

Hmm. Hab' ich nicht, komme schließlich nahezu direkt von der Piste, wieso sollte ich da mit einer solchen Barschaft rumlaufen.

„Müssen Sie Geld holen." Ja, das sehe ich auch so. Die Frage nach einem Bankomaten wird genauso einsilbig beantwortet wie alles, seit es ums Geld geht. „Aus dem Haus, dann links, so 200 Meter, rechts eine Treppe runter, dann rechts 50 Meter, auf der linken Straßenseite." Aha. Ich werde also – mein Knie nicht belastend – zum Geldautomaten hüpfen, die Treppe runterkullern, weiter hüpfen, Geld aus dem ATM ziehen, retour hüpfen, Treppe wieder rauf, wie auch immer. „Sie können Krücken leihen. Kostenlos!“ Nein! Kostenlos! Das sind ja wahre Samariter.

Mit Krücken laufen, also dreibeinig, muss man ohne Krücken-Kurs können. Kann nicht so schwer sein, denke ich, ich hab‘ ja sozusagen ein Zusatzbein.

Vor Verlassen des Hauses muss ich kein Pfand abgeben, man hat meine Heimatanschrift notiert und vermutlich in der Zwischenzeit auch bei der Schufa die notwendigen Informationen über mich eingeholt.

Die 250 Meter zum Automaten und zurück schaffe ich erstaunlich gut, wahrscheinlich ist mein Knie gesund wie ohne Unfall; ok, etwas langsamer, weil‘s einfach weh tut. Nach einer viertel Stunde bin ich zurück.

Ich lege zehn 50-€-Scheine auf den Schreibtisch von Dottore Garibaldi, der nimmt sie, zählt nach und gibt Dottore Gramsci einen Schein, Dottore Manzini einen und zwei kommen in seine Tasche, Dann wieder ein Schein für Dottore Gramsci, einen für Dottore Manzini und zwei in seine Tasche. Dann bekommt Dottore Gramsci noch einen Schein und der letzte gesellt sich zu den anderen vier in seiner Tasche. Dottore Manzini geht leer aus, sie hat ja schließlich nur ihren Senf dazugegeben, und Senf kostet weniger. Außerdem ist Dottore Manzini eine Frau.

Kurzer Blick in die Runde, alle nicken zufrieden. Der Fiskus kennt das schon, die örtlichen Finanzbeamten fahren ja wohl auch Ski und verletzen sich hin und wieder. Da wäscht dann eine Hand die andere. Muss man gar nicht erst bis in den Mezzogiorno*) reisen.

Zu Hause, beim Orthopäden meines Vertrauens, stellt sich heraus, dass eigentlich nichts los ist mit dem Knie. „Operation? Nein, wo denken Sie hin? Arbeitsunfähigkeitsbescheinigung? Meinen Sie wirklich? Nein, nicht nötig. – Bleiben Sie gesund!"

---

*) Tarnname für den Einflussbereich der Mafia. Der war ursprünglich auf Sizilien begrenzt, meint aber eigentlich alles südlich von Rom. Dem hat sich die Mafia angepasst.

Nachwort

Steht ‘n Mann an der Bushaltestelle Potsdamer Brücke. Bus kommt, Tür beim Fahrer geht auf. Sagt der Mann: „Ick muss ssun Orthopäden.“ – „Da ham‘ Se Glück, wa? Komm‘ Se rin. Det hier iss’n Jelenkbus!“